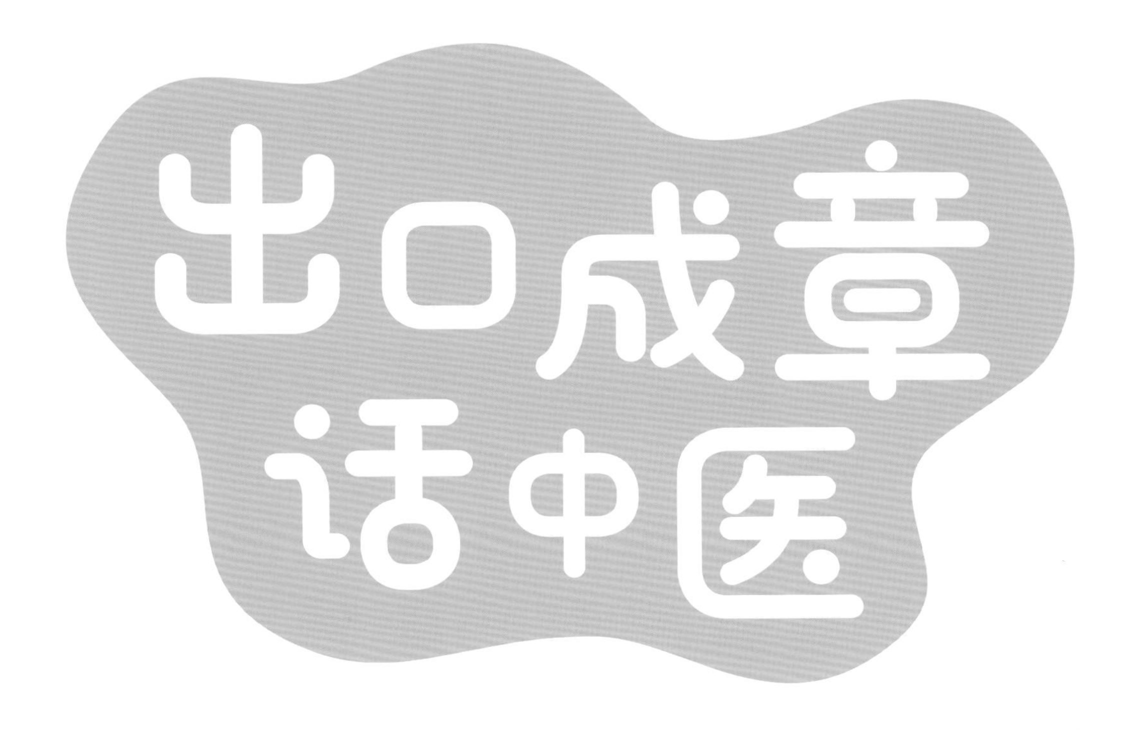

主编　阚湘苓　李　淳

编委　（按姓氏笔画排序）
刘　刚　李增艳
徐荣佳　陶雨晨

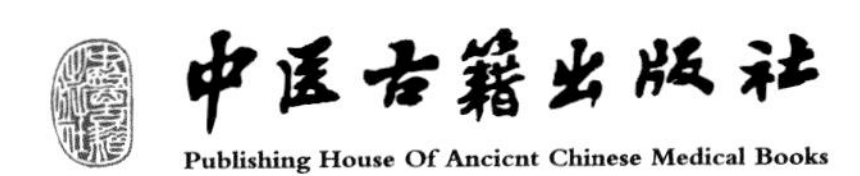

前言

中医药学凝聚着深邃的哲学智慧和中华民族几千年的健康养生理念及其实践经验，是中国古代科学的瑰宝，也是打开中华文明宝库的钥匙。

青少年是中医文化继承和传播的未来和希望。用喜闻乐见的形式将中医文化传递给孩子们，让他们尽早接触中医、认可中医、喜爱中医，中医文化的传承才有根基。

本套书的作者来自天津中医药大学和中国中医科学院，他们既是中医从业者，又是年轻的父母。讲好中医故事是中医人的使命，给自己的孩子讲中医又多了一份亲情和责任。作者们从自身专业出发，又从为人父母的视角，用心在给自己的孩子们写好中医故事，讲好中医故事。应该说这不仅仅是一部中医故事读本，更是当代中医人对下一代的期望和爱……

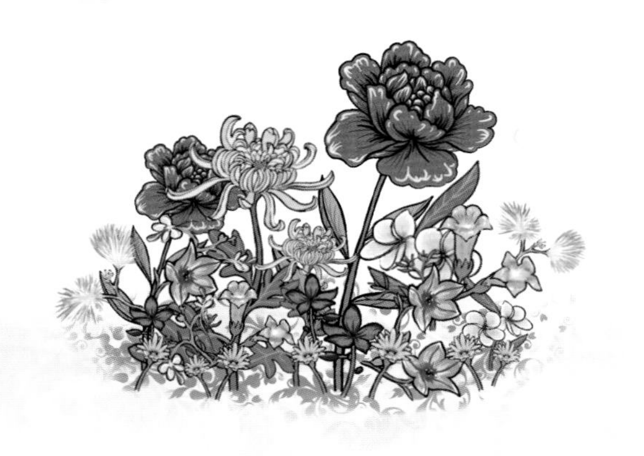

目录

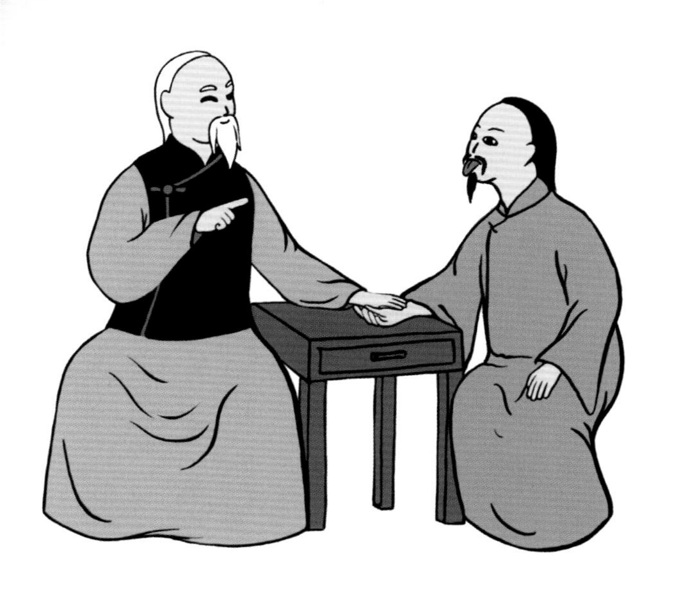

望闻问切

望闻问切

——中医诊察疾病的方法

学一学

望闻问切【wàng wén wèn qiè】

成语释义：中医用语。中医诊察疾病的四种方法。望，指观气色；闻，指听声息；问，指询问症状；切，指摸脉象。合称“四诊”。

读一读

中医诊察疾病讲究“望闻问切”。望诊，中医从病人进入诊室的那一刻就观察病人，通过体态、面色、舌象等进行初步判断。闻诊，闻气味，听声音，通过二者来判断疾病情况；问诊，对病人具体情况进行询问，了解病情；切诊，即诊脉，通过把脉，结合具体脉象共同诊断病情。

舌诊和脉诊是中医诊病的绝活儿！独门秘笈！

舌诊与脉诊具有很强的诊断意义。熟练的中医大夫，“望闻问切”四诊是很自然地同步进行的。通过全面诊察，四诊合参，将疾病信息汇总，制定治疗方案。

读一读

从前，有四个盲人，他们想知道大象的样子，可他们看不见，只能用手摸。摸到了大象牙的人说“大象像根棍子”，摸到了大象身子的人说“大象像堵墙”，摸到了大象尾巴的人说“大象像根绳子”，摸到了大象腿的人说“大象像个柱子”。盲人要想知道大象长什么样子，一定要摸遍大象的全身。中医运用“望闻问切”诊察疾病也应该全面诊察，四诊合参。

说一说

同学们有没有请中医大夫看病的经历呢？回忆一下，说一说中医大夫是如何使用“望闻问切”的。

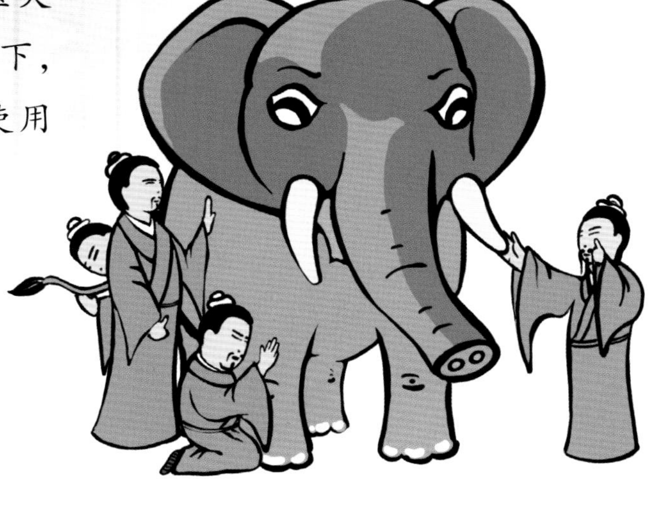

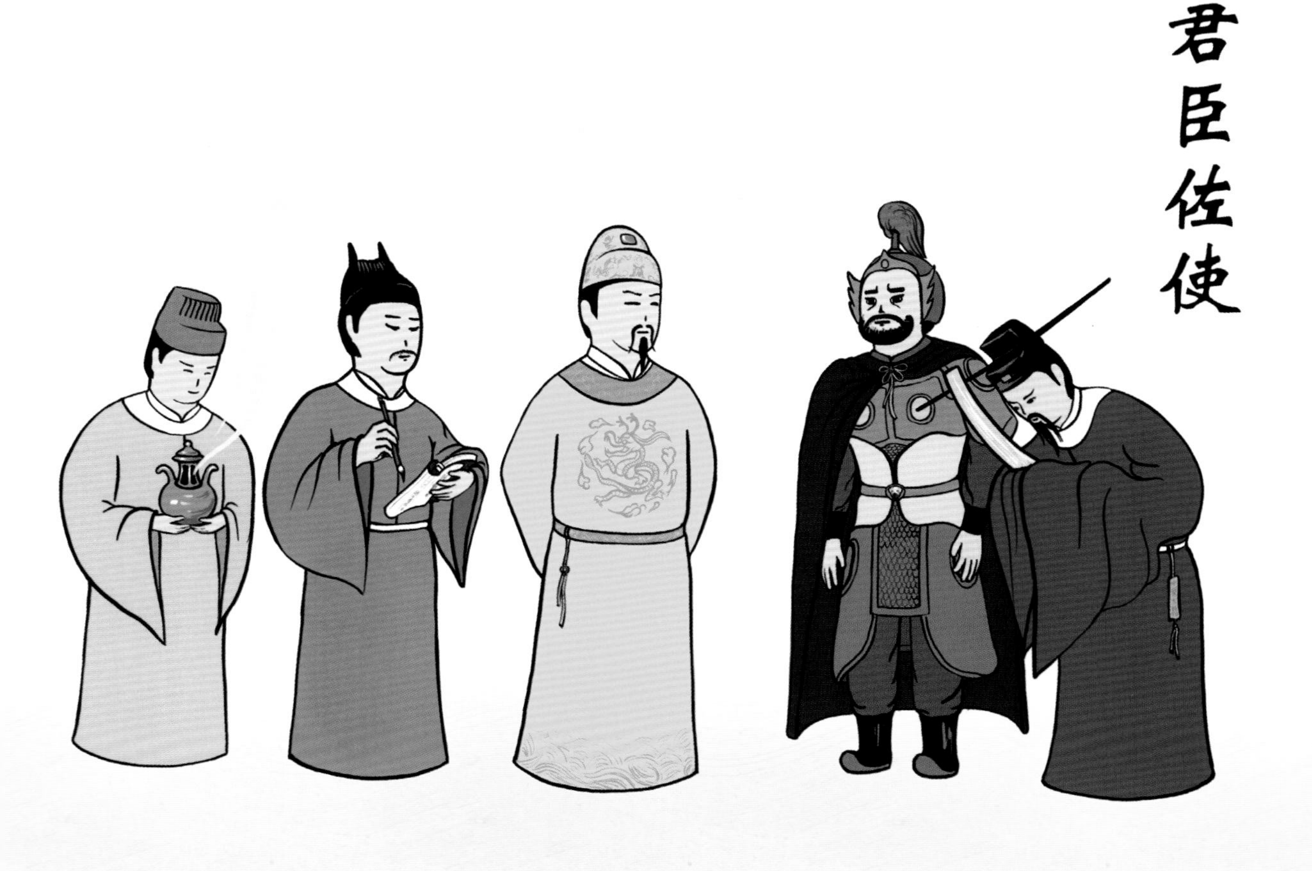

君臣佐使

——中医处方是这样组成的

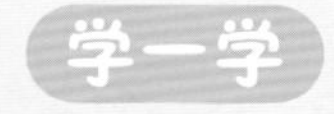

君臣佐使【jūn chén zuǒ shǐ】

成语释义：原指君主、臣僚、僚佐、使者四种人分别起着不同的作用，后指中药处方中各味药的不同作用。

读一读

我国古代，每一个朝代都要有“君”“臣”“佐”“使”这些不同的职位，这些职位发挥着不同的作用。中医方剂组成像组建一个国家一样，每一味药都发挥着不一样的作用。

“君”是君王，是一个国家地位最高的人。方剂中的“君药”也是最重要的药，它是针对最主要的病证起主要治疗作用的药物。

“臣”是大臣，在国家建设中有非常重要的作用。方剂中的“臣药”是辅助君药治疗主要病证，或治疗主要兼证的药物。

“佐”是辅佐帮助的意思。方剂中的“佐药”一般是配合君、臣药治疗兼证，或抑制君、臣药毒性的药物。

“使”是使者，起着非常重要的调和作用。“使药”用来引导诸药到达病变部位，或调和诸药。

总之，中药之间的配伍最主要的原则是“增效”和“减毒”。

读一读

麻黄汤中麻黄发汗解表为君药，桂枝助麻黄发汗解表为臣药，杏仁助麻黄平喘为佐药，甘草调和诸药为使药。一方之中，君药必不可缺，而臣、佐、使三药则可酌情配置或删除。

说一说

同学们，你们班级上的成员构成，有君臣佐使吗？

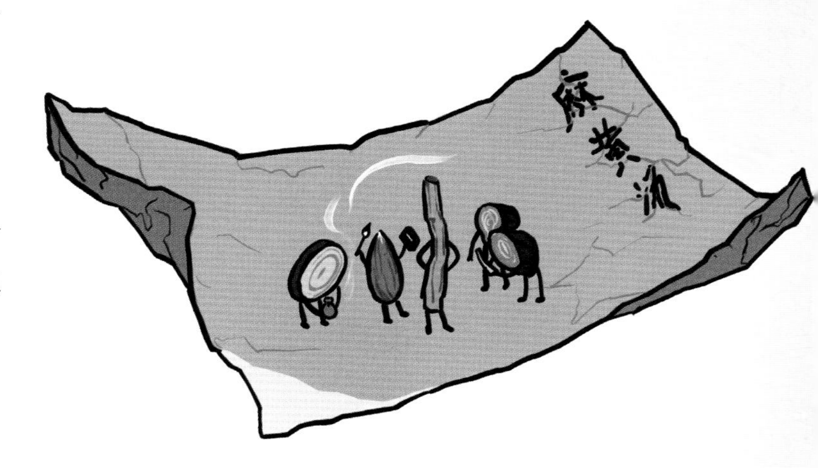

肝胆相照

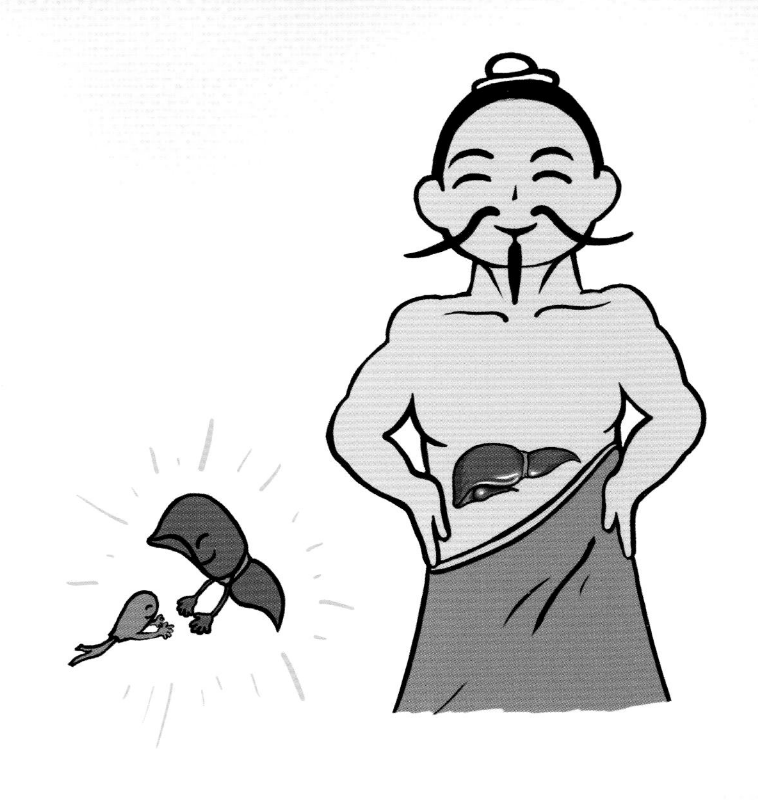

肝胆相照

——友谊的小船不会翻

学一学

肝胆相照【gān dǎn xiāng zhào】

成语释义：肝胆，指内心深处，比喻真诚的心。相照，相互能照见。比喻真心诚意、以真心相见、互相坦诚交往共事。

读一读

肝主疏泄，能调节人的情志活动，协助脾胃消化。肝藏血，有贮藏血液、调节血量的作用胆。胆附于肝，是一中空囊性器官。胆贮存和排泄胆汁。胆汁在肝内生成，由肝化生分泌。胆汁生成后，则流入胆囊，由胆囊贮存。胆汁又称精汁，故胆又称“中精之府”。胆汁呈黄绿色，味极苦，有重要的消化作用。肝胆关系密切，肝的功能正常，胆的功能也正常，则消化正常。若肝有病，会影响到胆汁的生成、排泄，使消化功能失常，出现口苦、厌食、腹胀、便溏、恶心、呕吐、黄疸等病证。胆又属奇恒之府。

读一读

唐太宗李世民有两个得力的宰相，尚书左仆射房玄龄与尚书右仆射杜如晦。房善谋略，好比大唐的肝；杜善决断，好比大唐的胆。每次议事，房玄龄总是说：“一定要杜如晦决定。”杜如晦来了，最后还是采用房玄龄的计策。正是房、杜二人肝胆相照，才成就了继往开来的“贞观之治”。

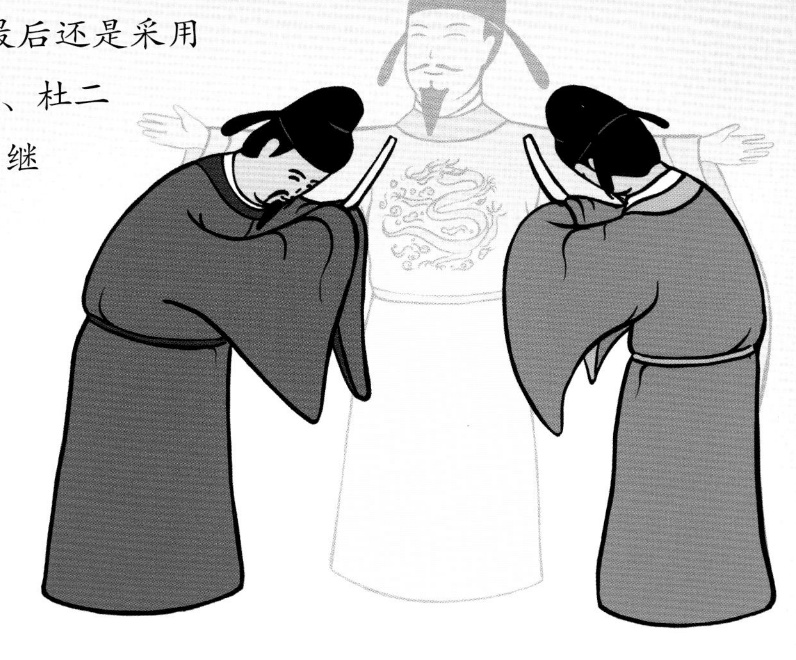

说一说

你能举出肝胆相照的实例吗？

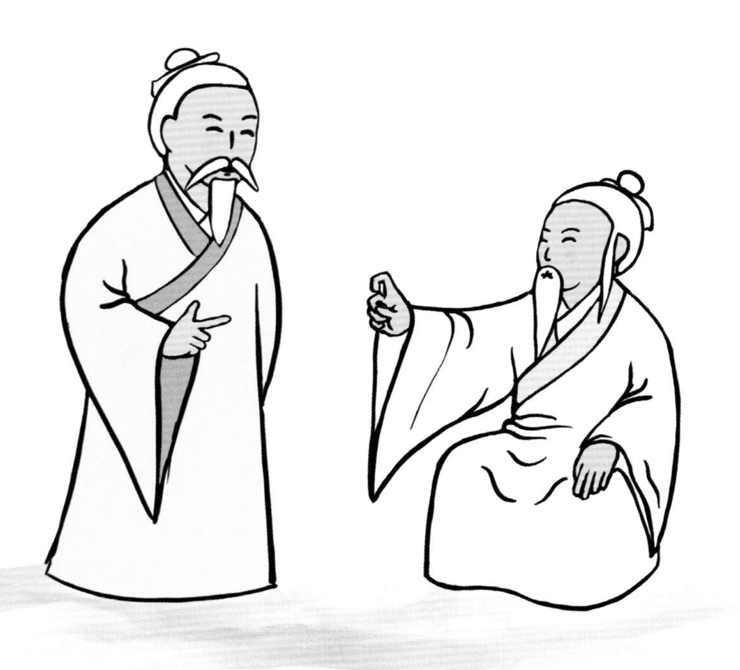

鹤
发
童
颜

鹤发童颜

——还有比这更健康的吗?

学一学

鹤发童颜【hè fà tóng yán】

成语释义：仙鹤羽毛般雪白的头发，儿童般红润的面色。形容老年人气色好。

读一读

《黄帝内经》认为，一个健康的人必须在天时、人事、精神方面保持适当和有层次的协调。合天时，“处天地之和，从八风之理”“法于阴阳，和于术数”；合人事，“适嗜欲于世俗之间，无恚嗔之心，行不欲离于世，被服章，举不欲观于俗，外不劳形于事，内无思想之患，以恬愉为务，以自得为功”；养肾惜精，“志闲而少欲，心安而不惧，形劳而不倦”“恬淡虚无，真气从之，精神内守，病安从来”。

读一读

世界卫生组织关于健康的定义：“健康乃是一种在身体上、精神上的完满状态，以及良好的适应力，而不仅仅是没有疾病和衰弱的状态。”这就是人们所指的身心健康，也就是说，一个人在躯体健康、心理健康、社会适应良好和道德健康四方面都健全，才是完全健康的人。

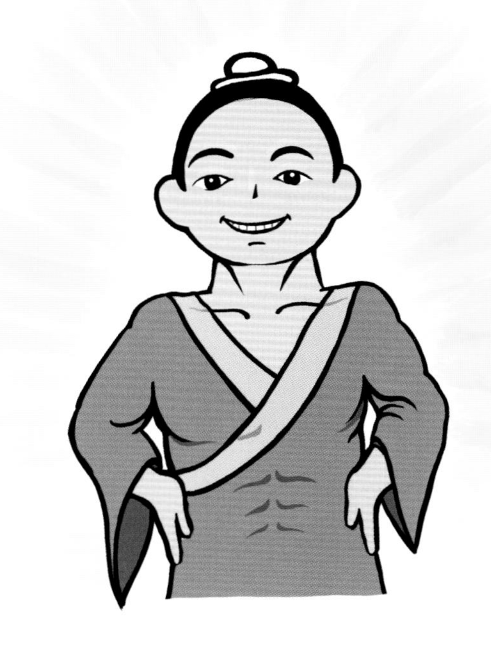

现代健康观告诉我们，健康已不再仅仅是指四肢健全，没有疾病。除身体本身健康外，还需要精神上有一个完好的状态。健康是人类永恒的主题。

说一说

健康是生理和心理的双重健康，你知道如何保持健康吗？

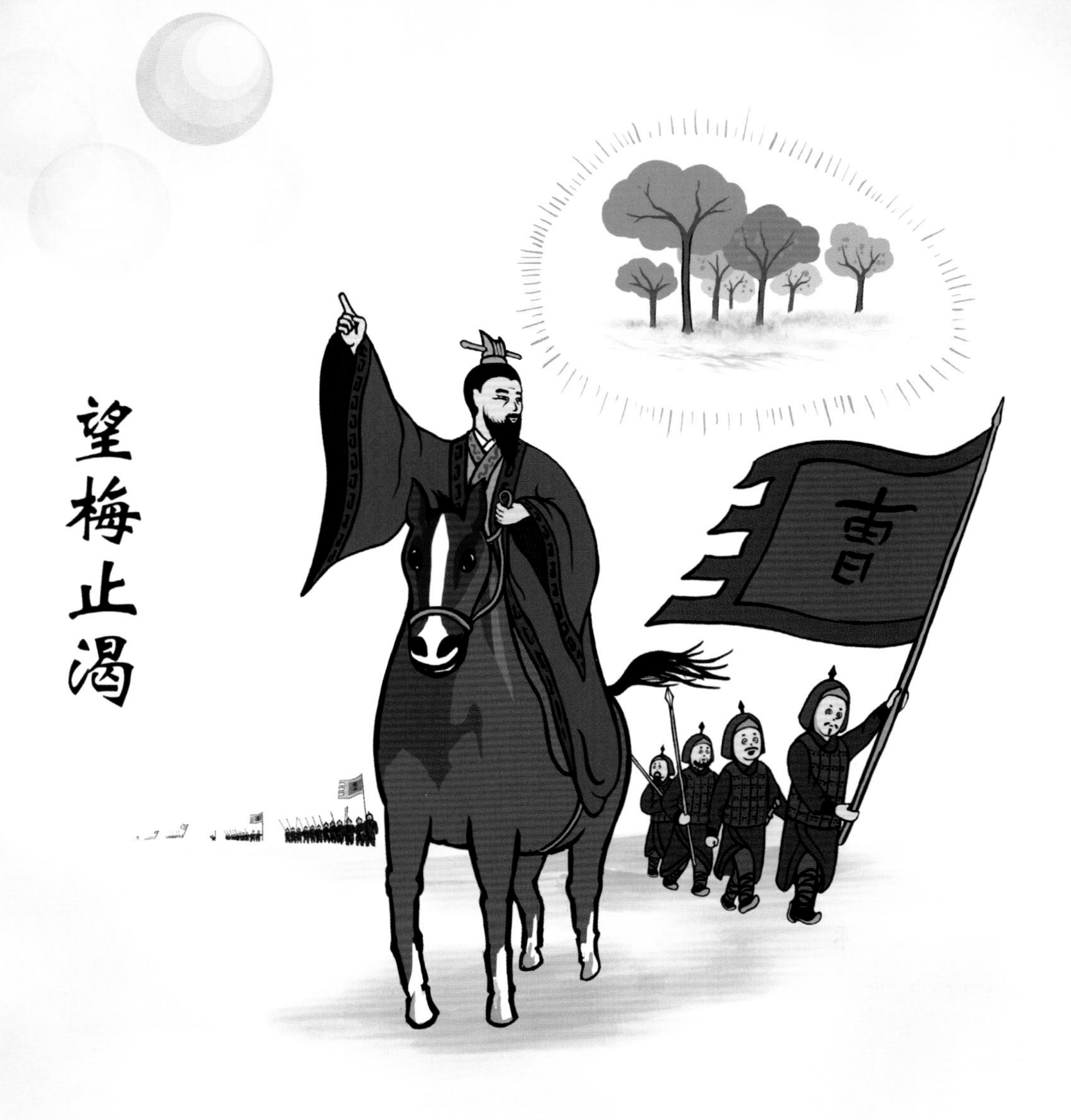

望梅止渴

——消暑佳品酸梅汤

学一学

望梅止渴【wàng méi zhǐ kě】

成语释义：原义是梅子酸，人想吃梅子就会流涎，因而止渴。后比喻愿望无法实现，用空想安慰自己。

读一读

望梅止渴的典故，出自《三国演义》。

三国时期，曹操带兵攻打宛城时，士兵们因行军长途跋涉，都非常口渴，但路上又找不到打水的地方。曹操想让士兵继续行军，于是指着前面一座山包说:“前面有一大片梅林，树上结了许多梅子，又酸又甜，能解渴。”士兵们听后，嘴里口水都流出来了，暂时解决了口渴问题。

中医认为梅子可以生津止渴。

酸梅汤的做法：

材料：乌梅：山楂：甘草为 3 ： 2 ： 1。冰糖酌量。

制作过程：

第一步：将搭配好的材料放入盛满水的锅中煮开。

第二步：煮开后小火熬制 40 分钟左右。

第三步：味道合适放凉待用，味道不合适放入冰糖调整一下。

关键步骤：放入材料后一定要煮开一次水，再调小火熬制；之前不要放入冰糖，等最后味道出来后再放冰糖调整味道。

做一做

同学们，你家有秘制酸梅汤的做法吗？跟大家分享一下，来做一杯酸酸甜甜的酸梅汤吧！

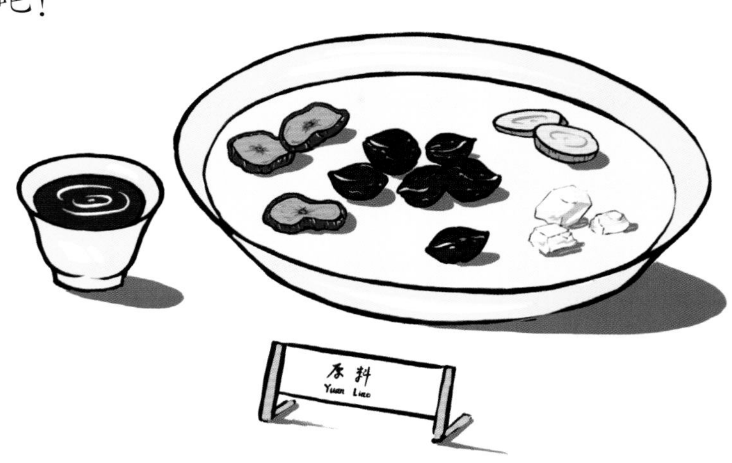

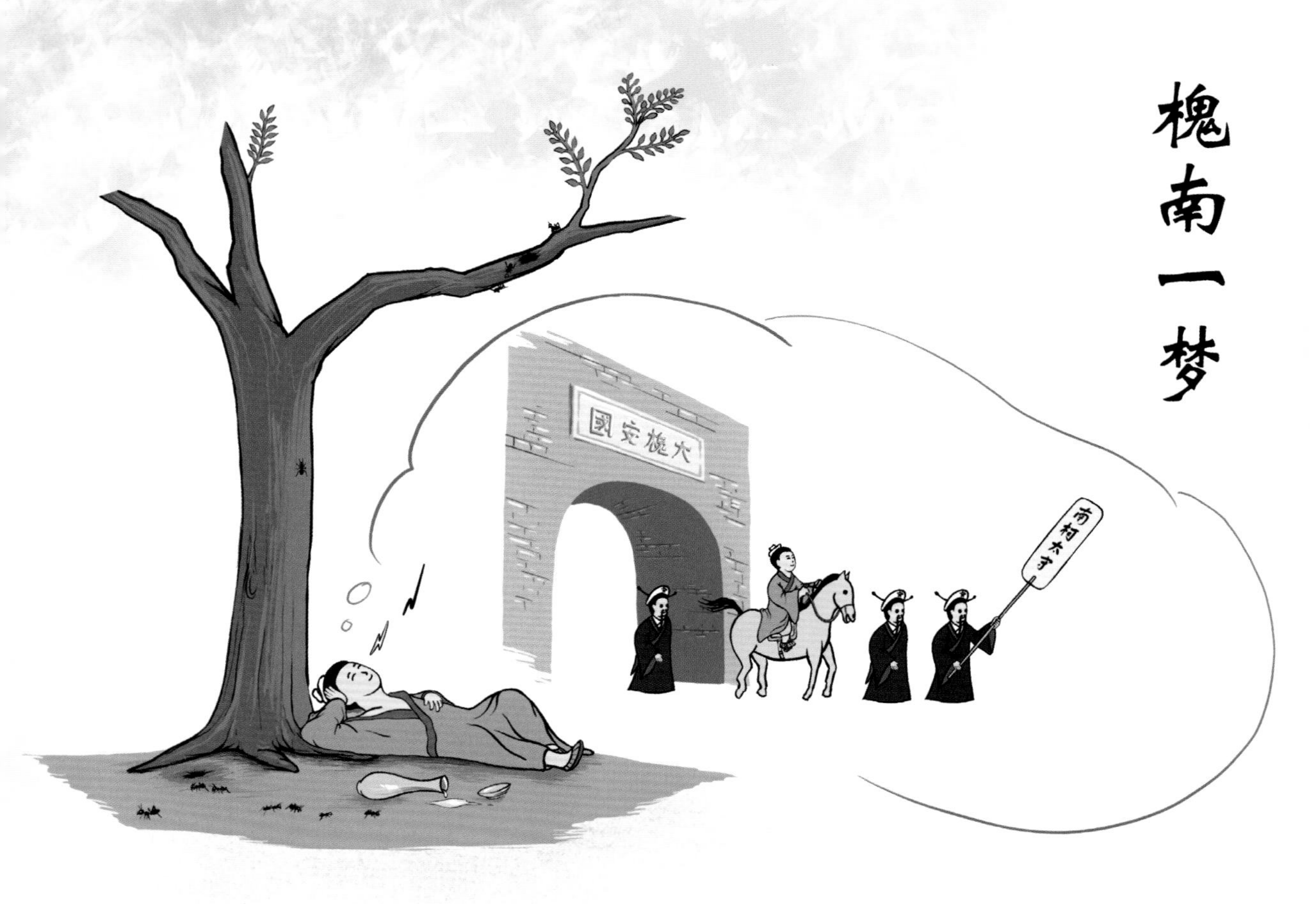

槐南一梦

——槐米、槐花的区别

学一学

槐南一梦【huái nán yī mèng】

成语释义：比喻人生如梦，富贵得失无常。

近义词：南柯一梦【nán kē yī mèng】

读一读

槐南一梦的典故，出自唐李公佐《南柯太守传》。

淳于棼饮酒古槐树下，醉后入梦，见一城楼题大槐安国。槐安国王招其为驸马，任南柯太守三十年，享尽富贵荣华。醒后见槐下有一大蚁穴，南枝又有一小穴，即梦中的槐安国和南柯郡。比喻人生如梦，富贵得失无常。

读一读

夏季槐花尚未开放时采收的花蕾，称作“槐米”；花初开时采收的花朵称“槐花”。槐树的果实，名叫“槐角”。

槐花清凉止血，具有一定的凉血作用，主要治疗痔疮以及尿血等一些病证。槐米凉血止血、清肝泻火，可以治疗便血以及痔疮。

做一做

菊槐茶的制作：菊花、槐花、绿茶各3克。菊花、槐花洗净，沥干水，与茶叶同放入杯中，用开水沏泡片刻，味出清香芬芳，然后饮用。

功效：清肝疏风，降火明目，止渴除烦。

作用：辅助治疗高血压，还适用于目赤、眼目昏花、消渴、烦热等病证。

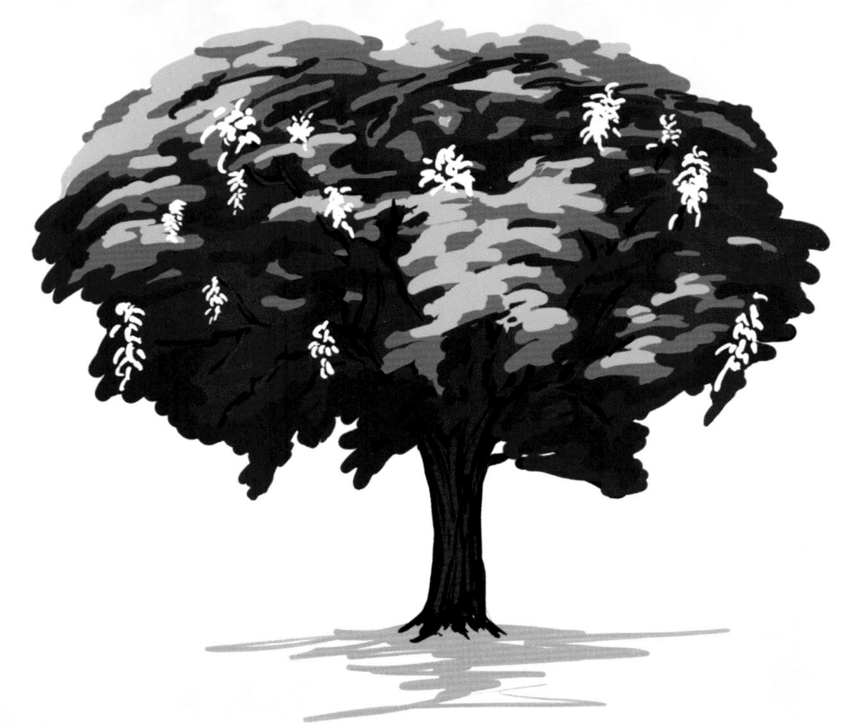

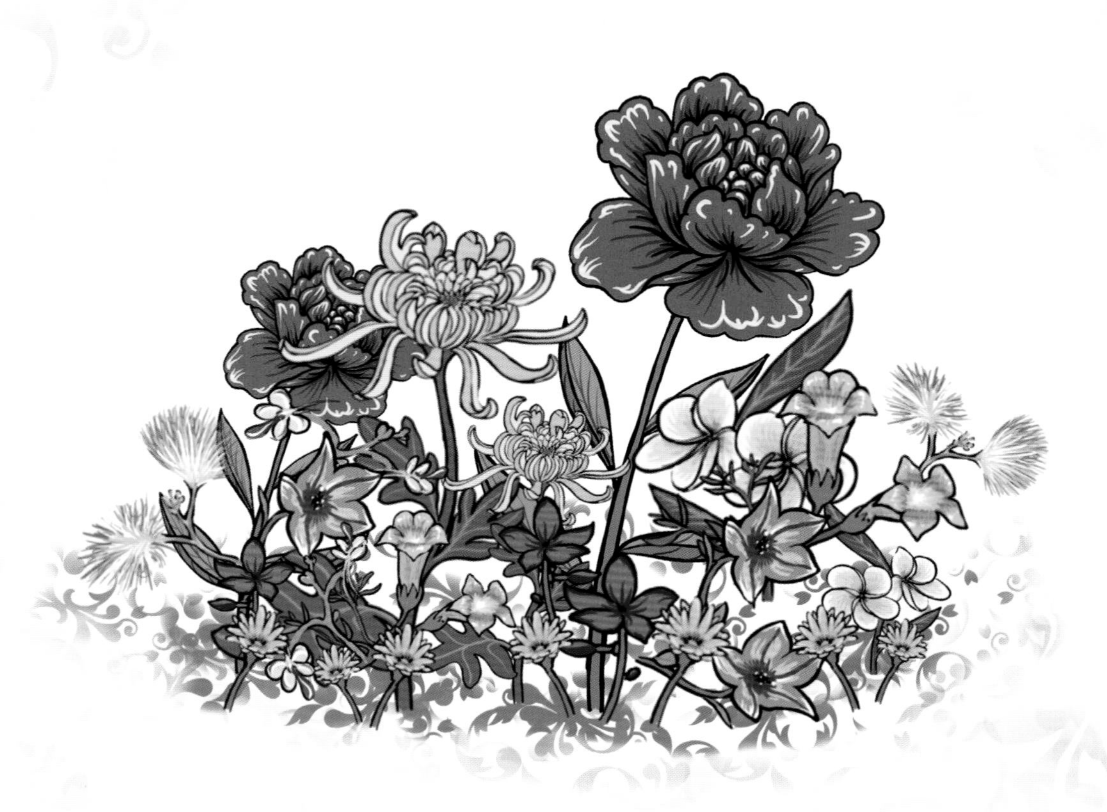

百花齐放

百花齐放

——常用的花类中药

学一学

百花齐放【bǎi huā qí fàng】

成语释义：形容百花盛开，丰富多彩。比喻各种不同形式和风格的艺术自由发展。也形容艺术界的繁荣景象。

读一读

植物的花入药比较常见。不同植物的花作用是不同的，大部分具有药用价值的花其性清轻上升，少部分其性下降。故有“诸花皆升，旋覆独降”为代表。

一般来讲，花、叶、皮、枝等质轻的药物大多为升浮药；而种子、果实、矿物、贝壳及质重者大多都是沉降药。凡味属辛、甘，性温热的药物，大都是升浮药；凡味属苦、酸、咸，性属寒凉的药物，大都是沉降药。

读一读

早在1000多年前，就有上等绿茶中加入一种香料——龙脑香的制法。13世纪已有茉莉茶窨茶的记载，明朝程荣所著的《茶谱》（1592）一书，对花茶的制法有较为详细的叙述：“木樨、茉莉、玫瑰、蔷薇、蕙兰、桔花、栀子、木香、梅花皆可作茶，诸花开放，摘其半含半放，蕊之香气全者，量其茶叶多少，扎花为拌。三停茶，一停花，用磁罐，一层茶，一层花，相间至满，纸箬扎固入锅，重汤煮之，取出待冷，用纸封裹，置火上焙干收用。”

说一说

同学们，你还知道常见的花茶各自有什么功效吗?

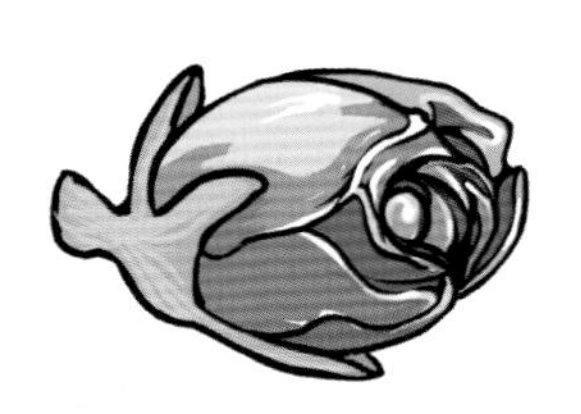

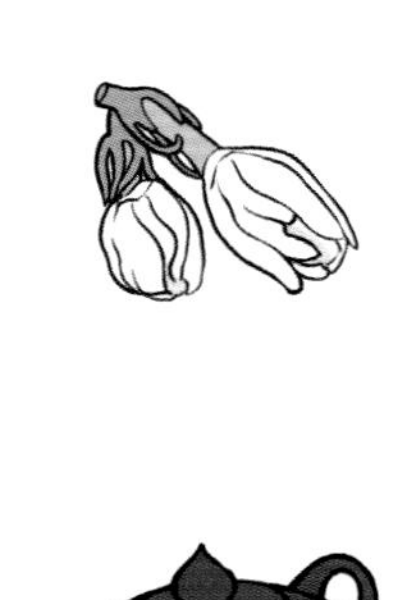

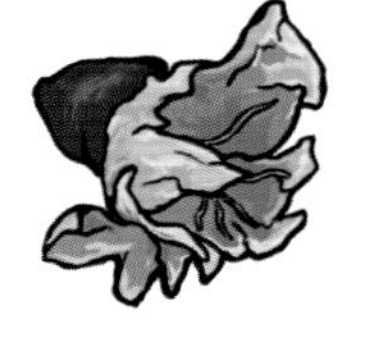

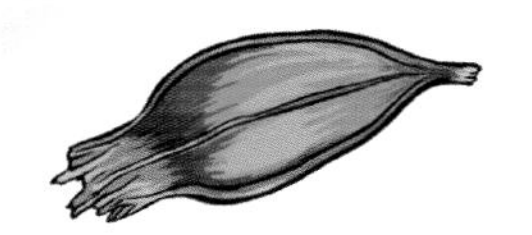

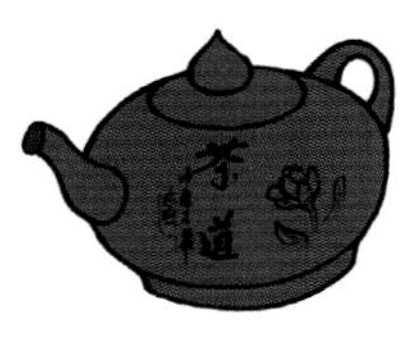

沧海桑田

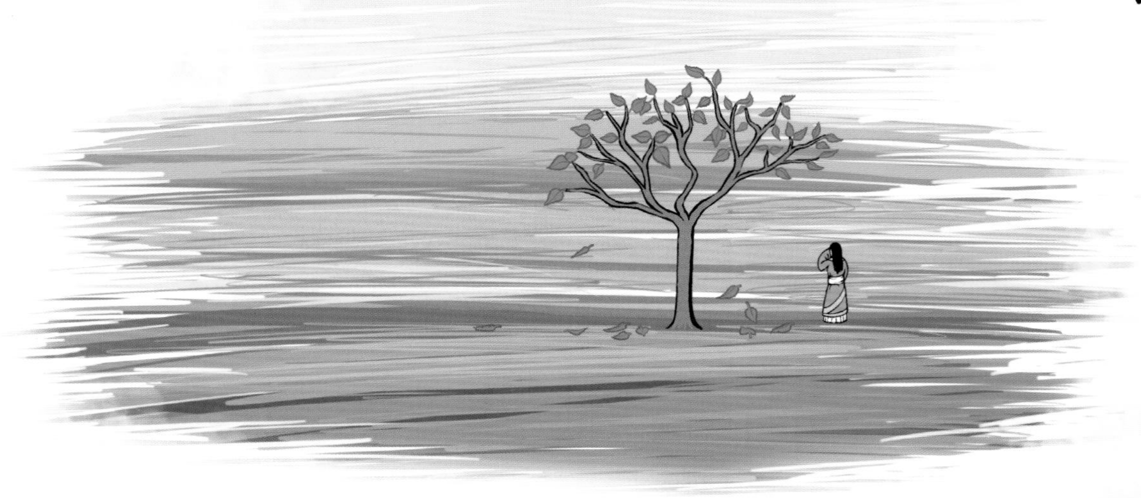

沧海桑田
——桑叶经霜方可用

学一学

沧海桑田【cāng hǎi sāng tián】

成语释义：大海变成桑田，桑田变成大海。比喻世事变化很大。

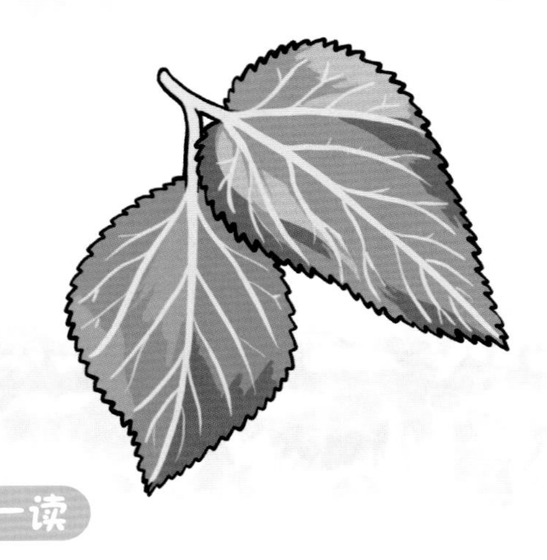

读一读

桑叶，桑科植物桑的叶子。我国大部分地区均有种植，桑叶是蚕宝宝的主要食物，也可以药用，能“疏风清热，清肝明目”，用于治疗特定类型的感冒发热、咽喉疼痛、眼睛干涩疼痛等病证。

桑菊感冒颗粒，应用于风热感冒初起，头痛、咳嗽、口干、咽干。《神农本草经》记载桑叶“除寒热出汗”，初秋经霜后采集药效最好。

读一读

桑树全身都是宝。

其叶（桑叶）既是蚕的主要食物，为丝绸的产出作出贡献，又能治病救人；其枝（桑枝）可“祛风湿，利关节，行水气”，对于风湿痹证有很好的疗效；其果（桑葚子）能“滋阴养血，生津止渴”，阴虚内热的病人服之甚佳；其根（桑白皮）能“泻肺平喘，利水消肿”，用于治疗肺热咳喘、痰多、小便不利等症，此外，它还有降血压的作用哦！

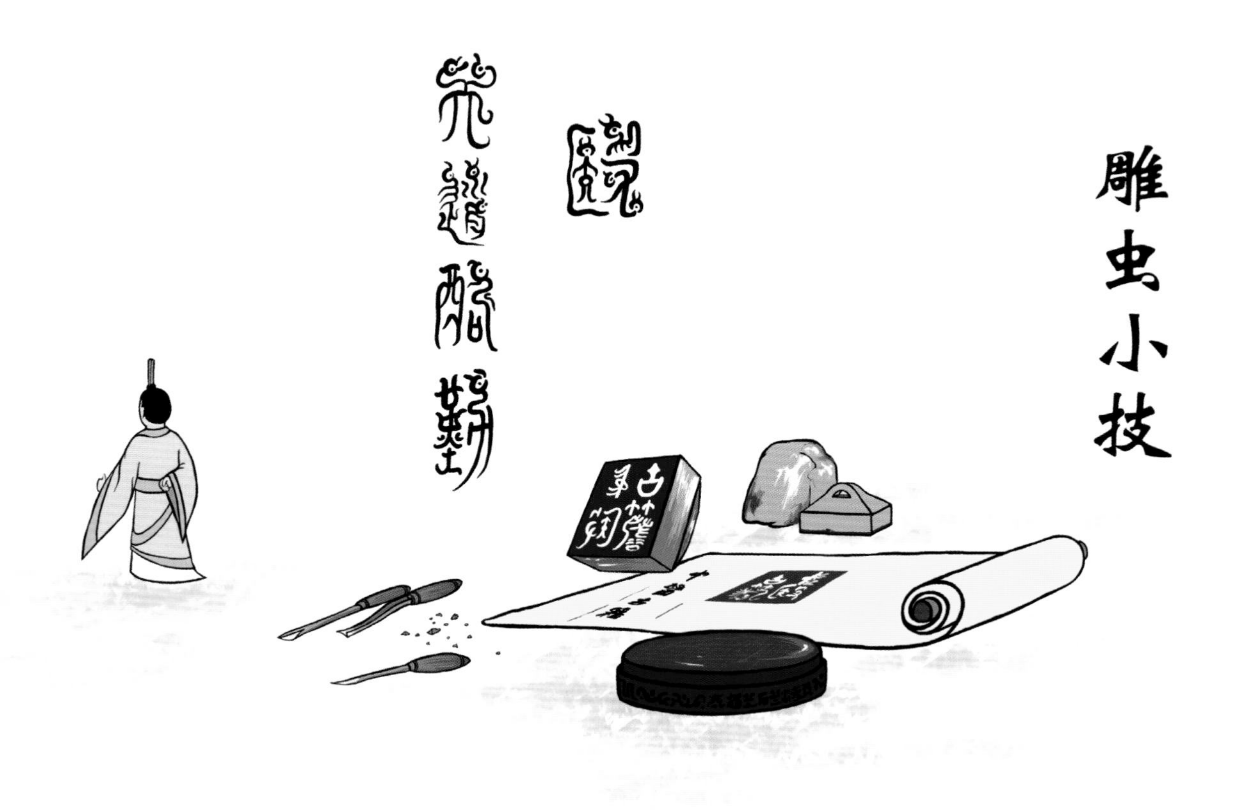

雕虫小技

——此“虫”非彼“虫”，常用的虫类中药

学一学

雕虫小技【diāo chóng xiǎo jì】

成语释义：雕，雕刻；虫，指鸟虫书，古代汉字的一种字体。比喻小技或微不足道的技能。

读一读

“虫书”“鸟虫书”，是王莽所定六体书之一，篆书的变体。以其像虫鸟之形，故名。春秋战国时已有此种文字，多用于兵器。汉代瓦当、印章中亦有发现。东周时多刻于兵器上。秦书八体中有“虫书”，新莽六书中有“鸟虫书”，用于旗帜、符信，也作印章文字。颇似后来的图案字、美术字。

读一读

中药，不止是那些花花草草能入药，很大一部分虫类也能入药。虫类药在功效上可谓补之则为“血肉有情之物”，攻之则有“虫蚁搜剔之能”。

“血肉有情之物”，如龟甲、鳖甲、蛤蚧、鹿茸、鹿角类及阿胶等，有较好的补养作用，可补益人体的阴阳气血。

“虫蚁搜剔之能”，如全蝎、蜈蚣、僵蚕、地鳖虫、水蛭、蜂房、地龙、白花蛇、乌梢蛇等，具有活血化瘀、散痈消肿、熄风定惊、搜风止痛、疏风清热、行气和血等功用，常用于治疗头痛、三叉神经痛、痹证、胸痹、肾病、湿疹、阳痿、肿瘤等疾病。

防治蚊虫叮咬的简单方法

点燃艾叶：将阴干的艾叶等搓成绳索，点燃后放在室内，其烟味可驱蚊。

巧用清凉油、风油精：在卧室内放几盒揭开盖的清凉油或风油精。

点蚊香，气味呛人；挂蚊帐，空气沉闷。如果能在点蚊香前，在整盘蚊香上滴洒适量的风油精，则可使蚊香不呛人，而且满室清香，驱蚊效果好。如果能在进蚊帐之前，在蚊帐上洒几滴风油精，可以改善蚊帐内的空气状况，增加驱蚊效果。

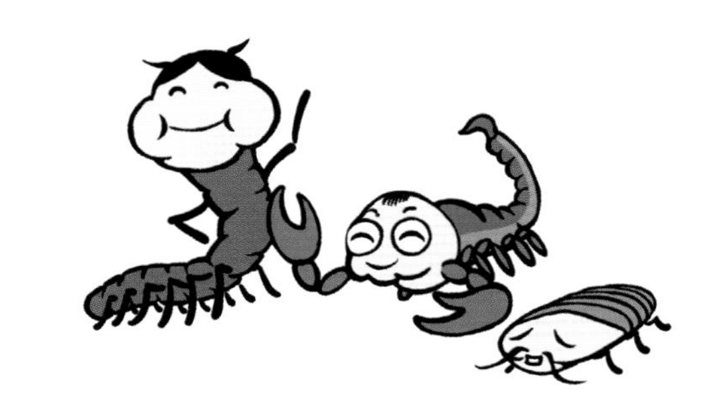

如法炮制

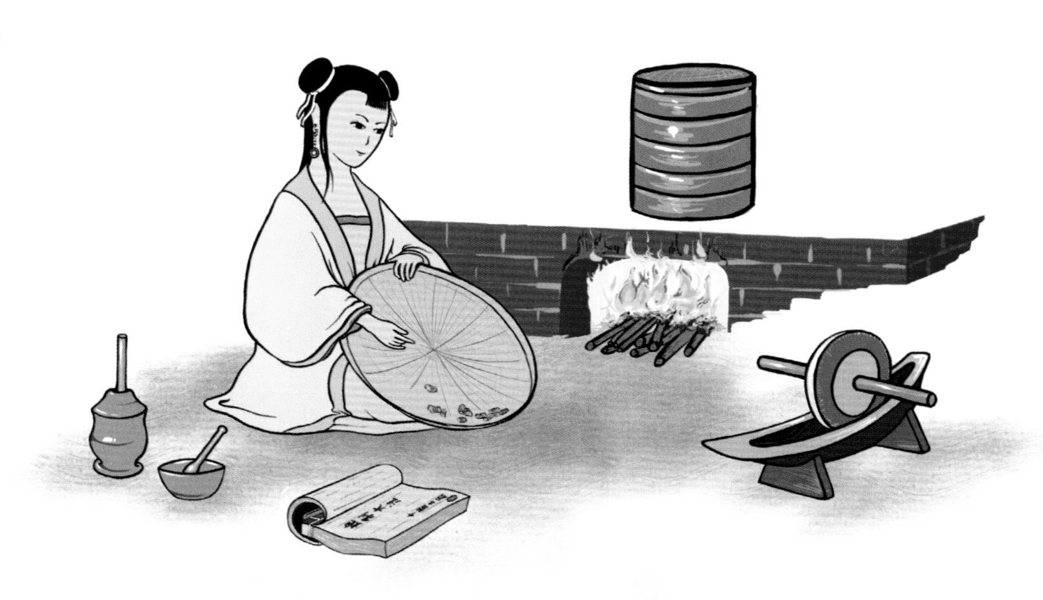

如法炮制

——中药的前世与今生

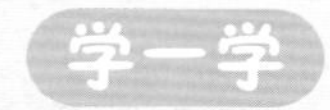

如法炮制【rú fǎ páo zhì】

成语释义：本指按照一定的方法制作中药。现比喻照着现成的样子做。

读一读

“炮制”是一个术语，指用烘、炮、炒、洗、泡、漂、蒸、煮等方法加工中草药，是中医用药的特点之一。

“炮制”一词还泛指编制、制定。往往带有贬义色彩。

中药炮制方法很多，大体分为以下几类，需要由专业人员进行操作。

修制：对药物进行纯净、粉碎和切制的处理方法。

水制：用水或其他液体辅料处理药材的方法。常用的水制法有漂洗、浸泡、闷润等。

火制：将药物经火加热处理的方法。主要有炒、炙、煅、煨等。

水火共制：用水又用火的炮制方法。主要有蒸、煮等。

读一读

中药炮制的目的，除了使药物纯净、便于制剂和贮藏以外，主要还是用来消除或减低药物的毒性，加强疗效的。如：

附子的炮制：生附子有毒，现在入药多用其炮制品，常见附子的炮制品有炮附片、淡附片、黑顺片、白附片等。

地黄的炮制：生地和熟地均能入药，生地凉血活血，熟地滋阴养血。

山楂的炮制：常见生山楂、焦山楂和山楂炭，三者均可入药。生山楂活血化瘀见长，焦山楂可消食，山楂炭止血。

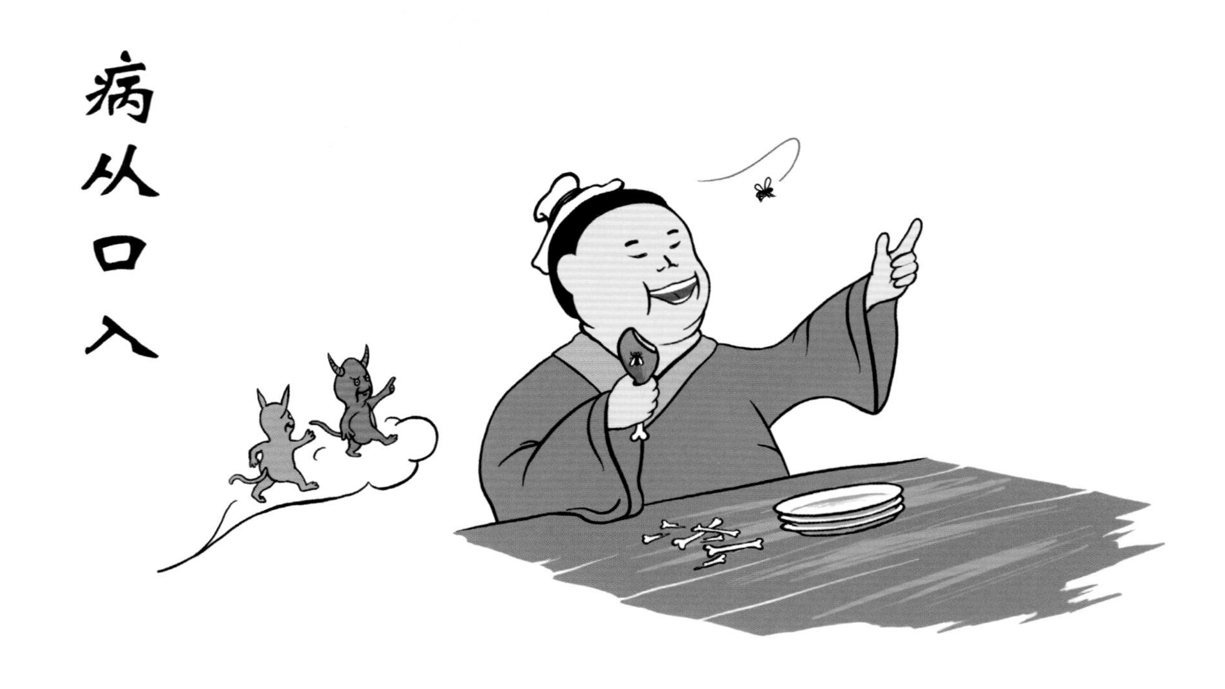

病从口入

——饮食不洁（节）危害大

学一学

病从口入【bìng cóng kǒu rù】

成语释义：疾病多是由食物传染。提示应该注意饮食卫生。

读一读

俗话说“病从口入”，吃了不干净的食物，最常见的症状为呕吐、腹痛、腹泻等。其实许多常见疾病与不正确的饮食方式关系密切。常见：

（1）酒精肝：大量或经常饮酒，会使肝脏发生酒精中毒而致发炎、肿大，影响生殖、泌尿系统。

（2）寄生虫病：生食，如沙拉、鱼生如果清洗、消毒不当，或食品本身就被污染，很容易造成各种寄生虫病。

（3）心脏病：咖啡中含有高浓度的咖啡因，可使心脏功能发生改变并使血管中的胆固醇增高，增加患上各种心脏疾病的概率。

（4）肥胖、失眠：晚餐持续过于丰盛，不仅容易让人失眠，久而久之还会造成肥胖。

（5）肠胃疾病：不吃早餐不仅让你早上缺乏精力，还会对胃部造成极大的伤害。

读一读

预防病从口入的常见方法：勤洗手、不吃不洁食物、生熟食分开切、不咬手指头、实行分餐制、打喷嚏要文明、增强体质……

正确的洗手方法：

（1）洗手掌：流水湿润双手，涂抹洗手液（或肥皂），掌心相对，手指并拢相互揉搓；

（2）洗背侧指缝：手心对手背沿指缝相互揉搓，双手交换进行；

（3）洗掌侧指缝：掌心相对，双手交叉沿指缝相互揉搓；

（4）洗大拇指：一手握另一手大拇指旋转揉搓，双手交换进行；

（5）洗指背：弯曲各手指关节，半握拳把指背放在另一手掌心旋转揉搓，双手交换进行；

（6）洗指尖：弯曲各手指关节，把指尖合拢在另一手掌心旋转揉搓，双手交换进行；

（7）洗手腕、手臂：揉搓手腕、手臂，双手交换进行。

说一说

同学们，正确的洗手方法你会做了吗？你还知道哪些预防病从口入的方法呢？

鼾声如雷

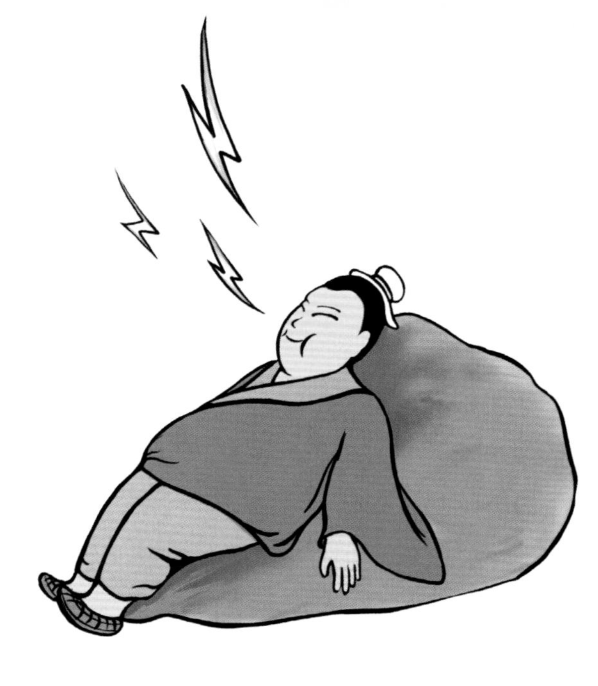

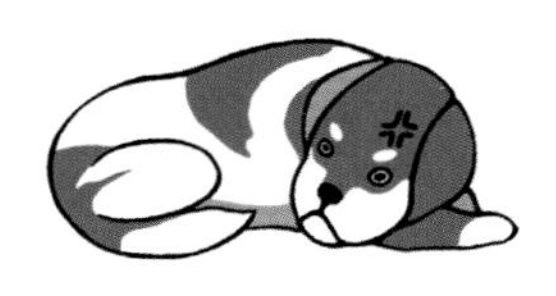

鼾声如雷

——打鼾的原因及预防方法

学一学

鼾声如雷【hān shēng rú léi】

成语释义：形容睡得很深，鼾声很大。

读一读

“打鼾”俗称“打呼噜”。研究表明，任何发音都需要通过口腔、鼻腔和咽腔中各种肌肉的活动，当气流通过各种肌肉形成的形状各异的腔隙时才会出声。人们在讲话时靠气流冲击喉部的声带（两块小肌肉）中间的空隙发音，然后由唇、舌、颊、颚部肌肉搭配形成各种形状的空腔，使声音通过时发出不同的声母和韵母，才组成语言。人在睡眠中唇、舌、颊、颚部肌肉不可能随意搭配形成各种空腔了，但始终留出一个大的通道——嗓子（咽部），如果这个通道变窄了、变成缝隙了，那么气流通过时就会发出声音来，这就是打鼾。所以胖人、咽喉部肌肉松弛的人、嗓子发炎的人最容易打鼾。

读一读

研究表明，长期打鼾或是打鼾严重者往往都伴有睡眠呼吸暂停综合征，在睡眠的全过程中出现呼吸暂停，血中氧气减少。也就是说整夜吸进去的氧气比正常人少，时间久后，会影响记忆力。

说一说

打鼾常见有睡眠呼吸暂停及记忆力减退等症状，同学们，你的家人有睡觉打鼾的吗？如果有，你应该怎么去告诉他们打鼾的危害和预防方法呢？

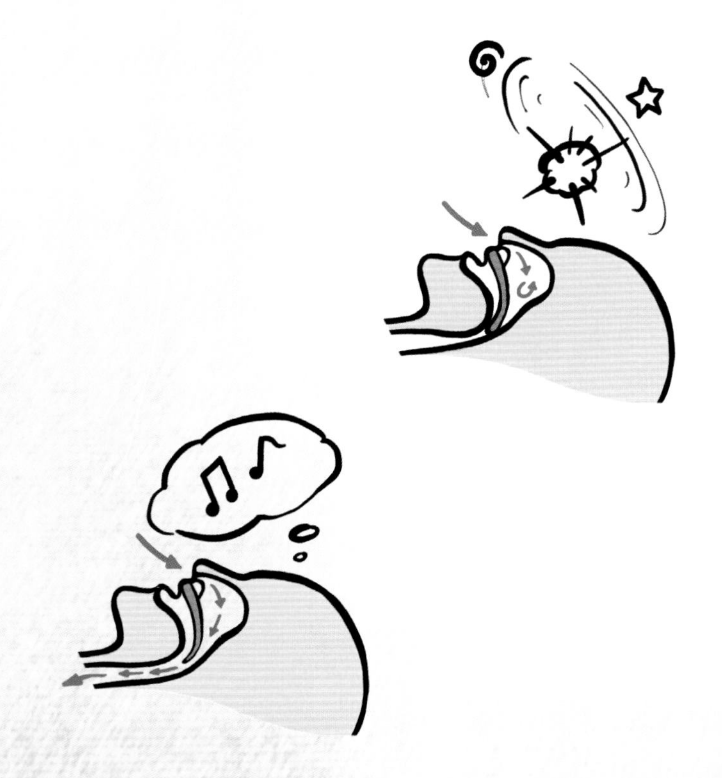

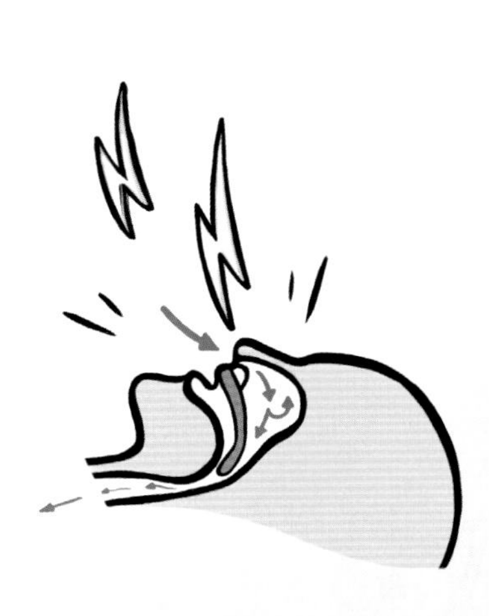

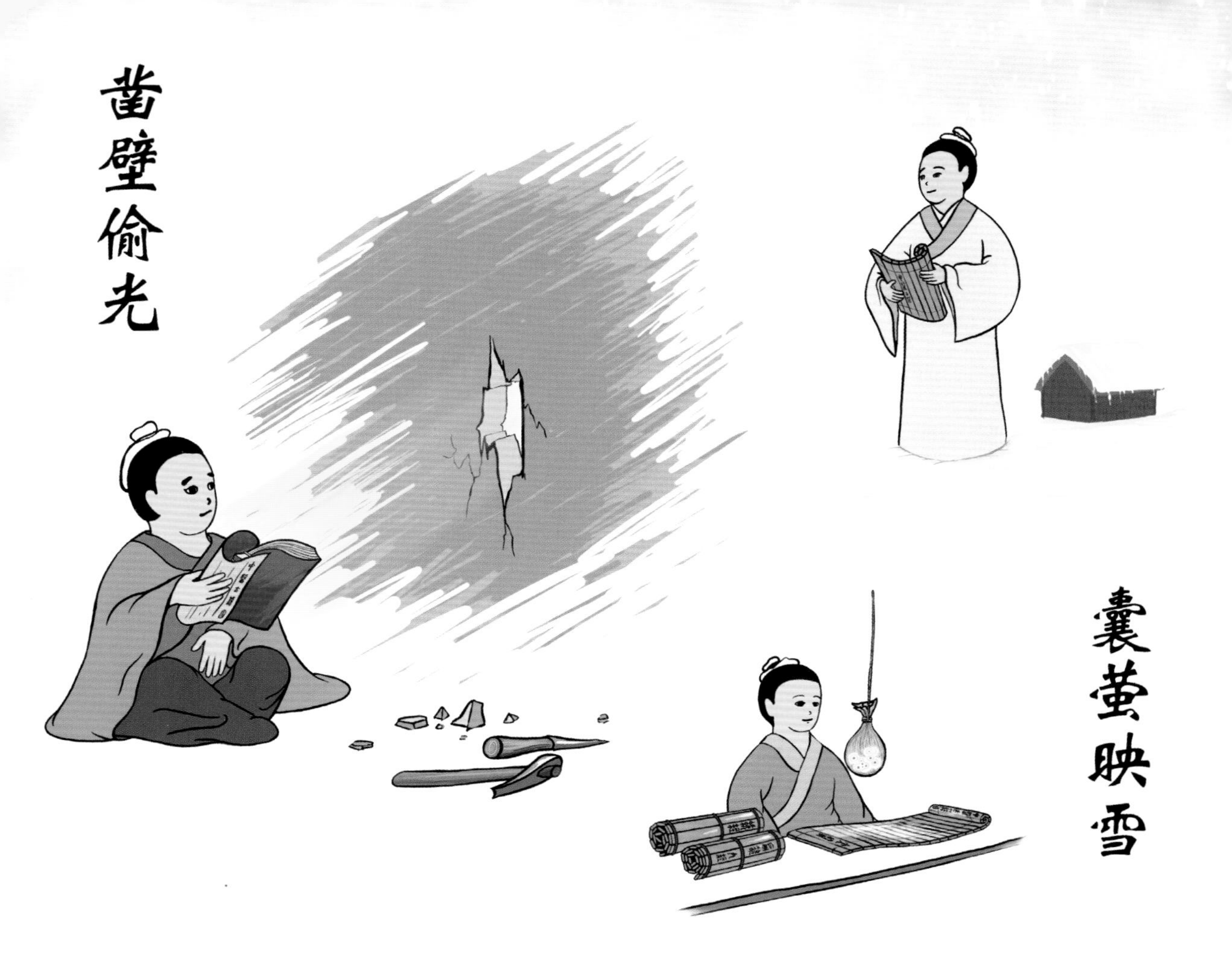

凿壁偷光、萤囊映雪

——要勤奋也要健康

学一学

凿壁偷光【záo bì tōu guāng】

成语释义：原指西汉匡衡凿穿墙壁引邻舍之烛光读书。后用来形容家贫而读书刻苦。

囊萤映雪【náng yíng yìng xuě】

成语释义：原是车胤用口袋装萤火虫来照书本，孙康利用雪的反光勤奋苦学的故事。后形容刻苦攻读。

读一读

凿壁偷光和囊萤映雪都是古人勤奋求学的典范，但是随之给眼睛带来了巨大的伤害。光线太强或太弱都会使眼睛不能清晰地看清字体，导致眼睛容易疲劳，眼睛的调节过度或痉挛而形成近视眼。

大量使用电子产品、数码设备会引起眼睛出现一系列症状，诸如“眼睛疲劳，想要流泪，或者有灼热的感觉。视物模糊，肌肉疼，脸部紧张，头痛”。长时间“聚精会神、目不转睛”对眼睛的危害极大。精神高度紧张会使眼睛发胀、视神经功能减退。近距离用眼过久，会促使轴性近视的发展。另外，眨眼动作的减少，使眼球缺乏润滑和保护作用。

读一读

每当视力下降或异常时，医生总是要提醒注意用眼卫生以保护眼睛、预防近视。那么用眼卫生应当注意哪些方面呢?

看书时眼睛与书的距离保持在30厘米左右，不要在暗弱光线及直射阳光下看书、写字。如果自己不能确定光线亮度是否合适，可以用护眼光度笔做些测试。

另外，一些眼病，如沙眼、睑缘炎、角膜溃疡等多是因为不注意个人卫生造成的，因此，平时不用脏手揉眼，不与家人合用洗漱用品。

说一说

凿壁偷光、囊萤映雪反映了古人刻苦读书和坚韧勤奋的意志，但是随着生活水平的提高，这些不科学的用眼方式不值得我们借鉴学习，我们应该养成良好的用眼习惯。你能从生活中观察到*哪些保护眼睛的好习惯吗?*

合理的环境光线
良好的近距离用眼姿势
缩短近距用眼时间
增加户外运动
睡眠要充足

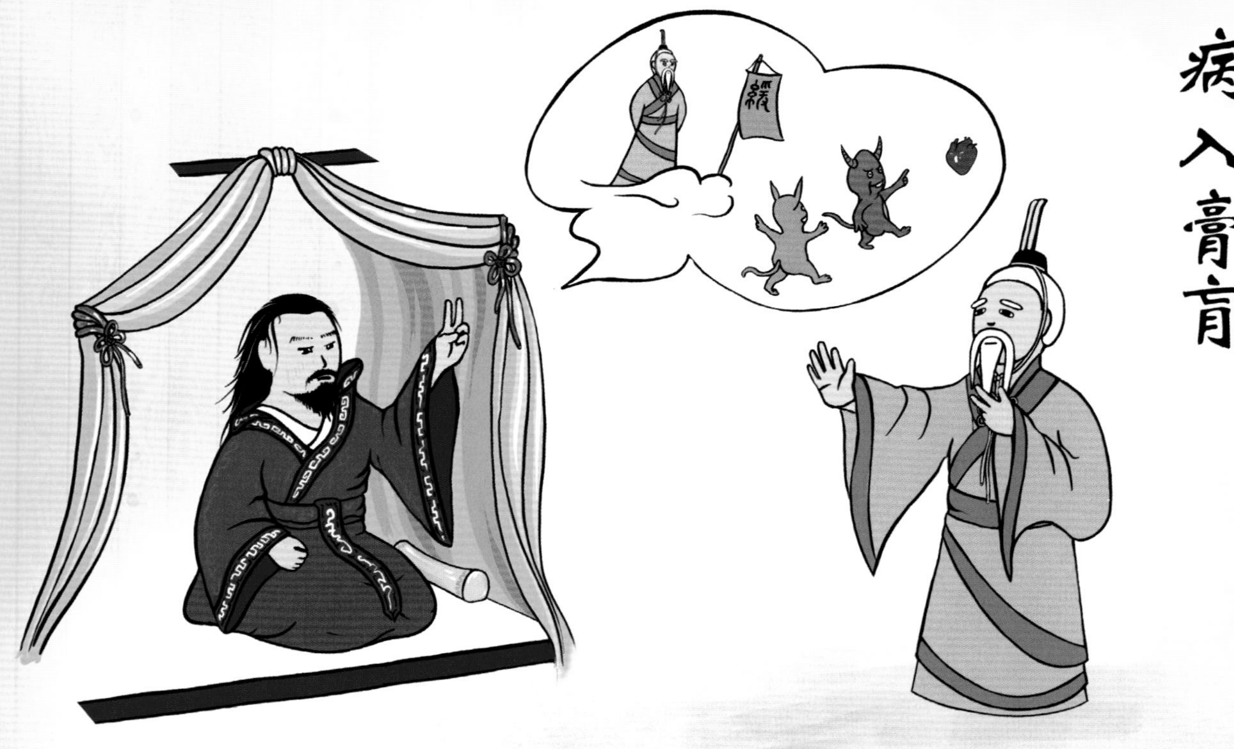

病入膏肓

病入膏肓

——还有比这更严重的吗?

学一学

病入膏肓【bìng rù gāo huāng】

成语释义：古人把心尖脂肪叫“膏”，心脏与膈膜之间叫“肓”。“病入膏肓”形容病情十分严重，无法医治。比喻事情到了无法挽救的地步。

读一读

关于“病入膏肓”的典故记载，见于《左传·成公十年》。

春秋时期，晋景公得了重病，听说秦国有一个医术很高明的医生缓，便专程派人去请。

医生还没到。晋景公恍惚中做了个梦。梦见他的病变成了两个童子，正悄悄地在他身旁说话。

一个说："那个高明的医缓马上就要来了，我们这回难逃了，躲到什么地方去呢？"另一个小孩说道："这没什么可怕的，我们躲到'肓'的上面，'膏'的下面，无论他怎样用药，都奈何我们不得。"

不一会儿，医缓到了，立刻被请进了晋景公的卧室替晋景公治病。诊断后，那医生对晋景公说："这病已没办法治了。疾病在肓之上，膏之下，用灸法攻治不行，扎针又达不到，吃汤药，其效力也达不到。这病是实在没法子治了。"

晋景公听了，心想医生所说，果然验证了自己梦见的两个小孩的对话，便点了点头说："你的医术真高明啊！"说毕，叫人送了一份厚礼给医生，让他回秦国去了。

学一学

膏肓穴：俯卧姿势，于人体的背部，当第四胸椎棘突下，左右四指宽处（或左右旁开三寸），肩胛骨内侧。指压此穴，可以治疗肩膀肌肉僵硬、酸痛。

说一说

"病入膏肓"形容病情十分严重，无法医治。同学们知道危重病人临死前还有一种表现叫"回光返照"吗？你了解"回光返照"的本义和引申义吗？

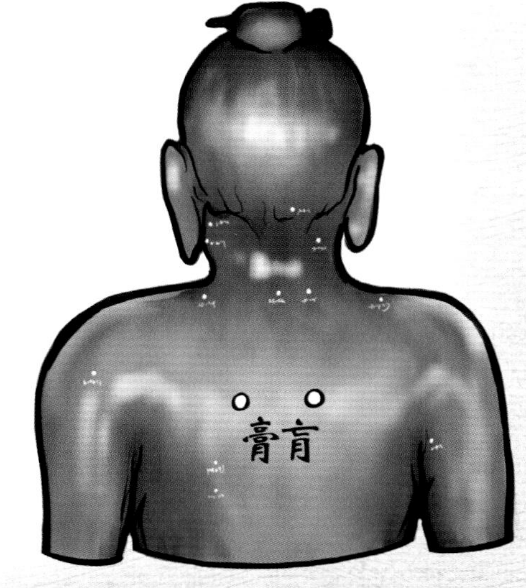

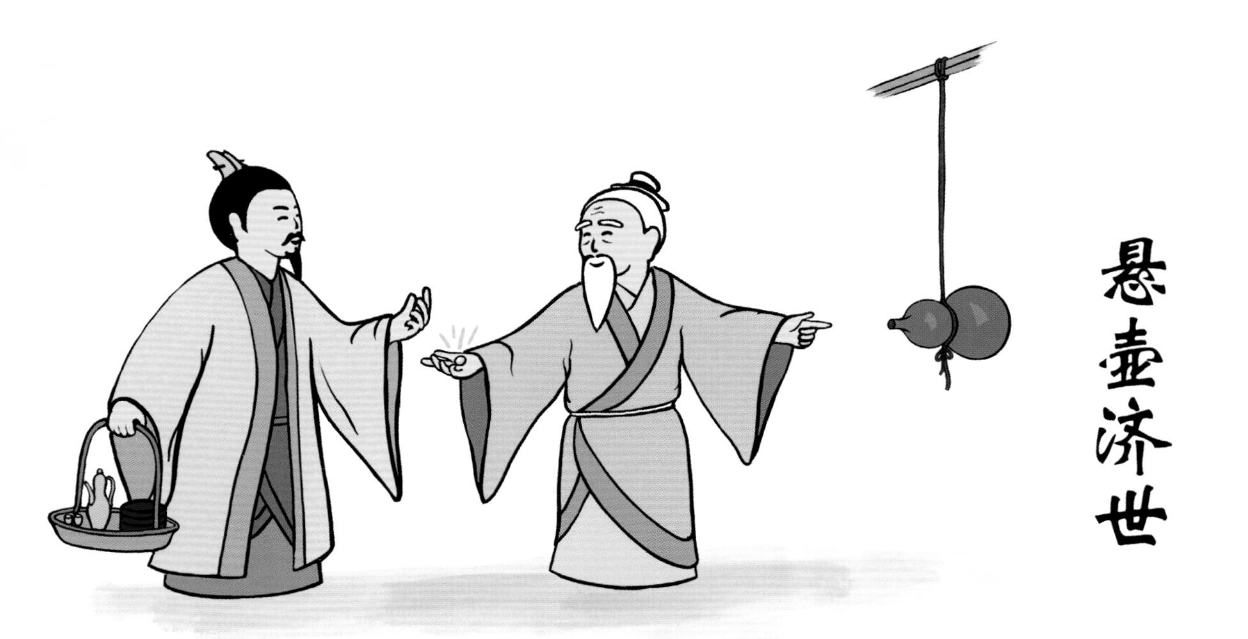

悬壶济世

——医生与病患共同成长

学一学

悬壶济世【xuán hú jì shì】

成语释义：颂誉医者救人于病痛。医者仁心，以医技普济众生，世人称之，便有悬壶济世之说。

读一读

关于“药葫芦”的记载，见于《后汉书·方术列传·费长房》。

相传东汉时期，有个叫费长房的人，做过市掾。见一老翁在街上卖药，凡吃过他的药的病人，立即见效，药到病除。费长房看了

市掾（yuàn）：管理市场的官员。

以后，就想拜老翁为师。于是待人散后尾随跟踪，见老翁跳进一家酒店墙上挂的葫芦内，心想这老翁决不是等闲之辈，更增加了他拜师的决心。于是，他便在酒店挂葫芦处备好一桌上等的酒席，恭候老翁出来。不多时，老翁便从葫芦内跳出来。费长房立即磕头跪拜，认师求教，老翁见费长房诚心求学，便收他为徒，将自己的医术传授于他，后来费长房便成为当时的一代名医。

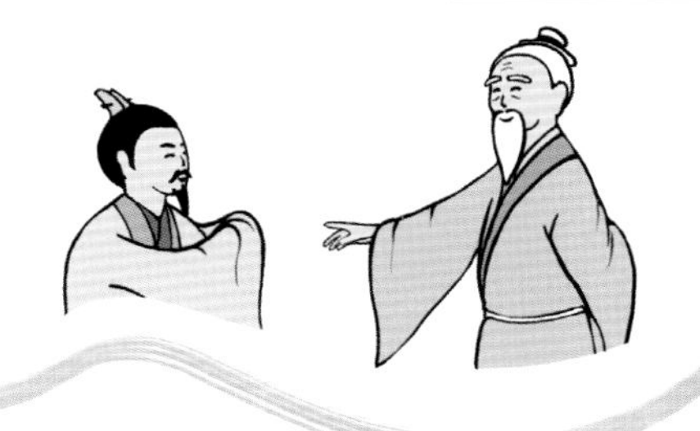

费长房为了纪念老翁，行医时总将葫芦背在身上。从此以后，郎中行医，便用葫芦当招牌，以表示医术高超，人们也因此把葫芦当作医生的标记。“壶”与“葫”音同，“悬壶”成为行医的代名词。

说一说

同学们，“悬壶济世”是对医者仁心、普济众生的赞美。你是否了解病患也对医学进步有一定贡献呢？说一说你知道的病患对医学发展的贡献。

学一学

遗体捐献：指自然人生前自愿表示在死亡后，由其执行人将遗体的全部或者部分捐献给医学科学事业的行为，以及生前未表示是否捐献意愿的自然人死亡后，由其家属将遗体的全部或部分捐献给医学科学事业的行为。

临床试验：指任何在人体（病人或健康志愿者）进行药物的系统性研究，以证实或揭示试验药物的作用、不良反应及/或试验药物的吸收、分布、代谢和排泄，目的是确定试验药物的疗效与安全性。临床试验需要有病患志愿参与。

“药葫芦”的传说很精彩，为什么要用“葫芦”装药呢？

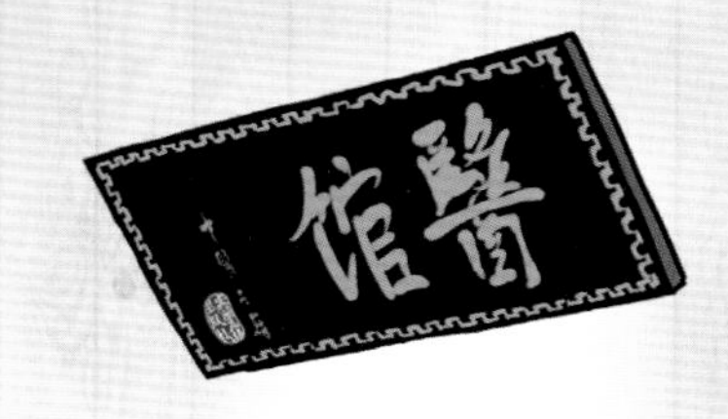

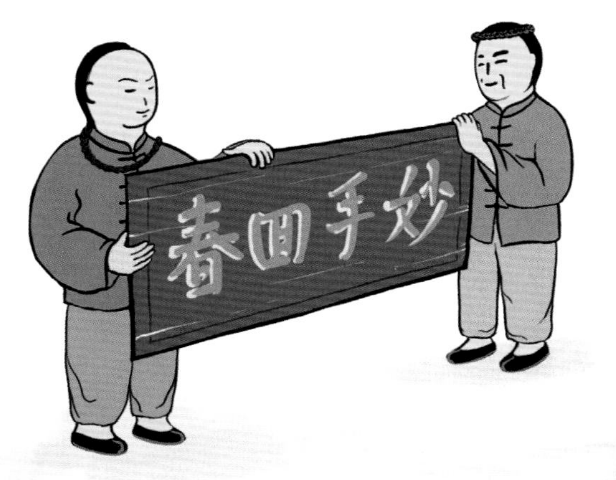

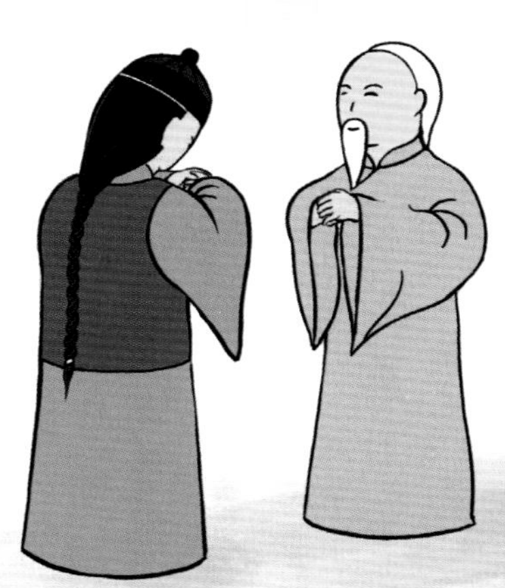

妙手回春

妙手回春
——医生的最高境界

学一学

妙手回春【miào shǒu huí chūn】

成语释义：指医生医术高超，能把垂危的病人治愈。

读一读

为什么把治愈疾病比喻为“妙手回春”？“妙手”，形容医生医术高超。“回春”，原指天气从寒冷的冬天回到温暖的春天，引申为医生成功救治生命垂危患者，现在多用来比喻医术高明。

“春天”是万物复苏的季节，春天到了，白天变得长了，天气渐渐变暖，绿叶从枝头长出来，花儿竞相开放。春天不仅是鸟语花香的季节，还是耕种的季节，农民们在春天播撒下种子，通过辛勤劳作，来期待秋天的丰收。春天代表着生机，这时候冬眠的动物们开始苏醒，世界变得不再安静，到处充满着春的气息。

读一读

现实生活中，中医药对某些疾病的预防、治疗、康复具有优势，比如一些功能性疾病（不能用现代医学仪器检查出来的疾病）、慢性疾病，中医大夫运用独特的中医理论体系，从整体思考问题，辨证论治，往往可以达到很好的疗效。中医药是我国传统文化中不可磨灭的印记，是千百年来，人们在生产实践中不断认识、不断总结出来的，我们要对中医药有正确的认识，取其精华，去其糟粕，把中医药传承、发扬下去。

“整体观念”也是中医思考疾病的特色，人体本身是一个整体，人与自然界也是一个整体。

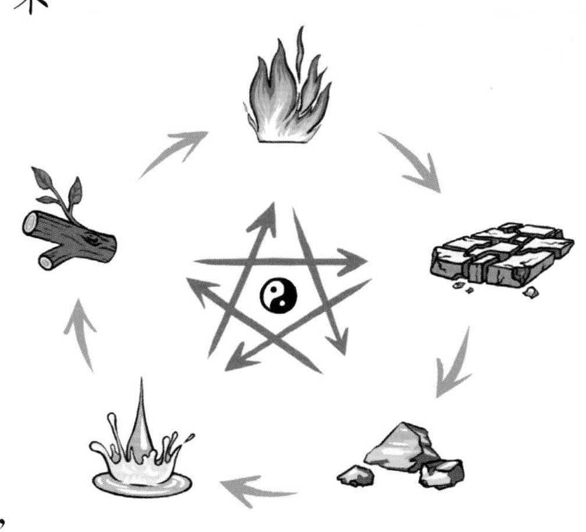

说一说

同学们，说一说你所了解的那些关于“妙手回春”“起死回生”的故事！

出口成章话中医

图书在版编目（CIP）数据

出口成章话中医 / 阚湘苓，李淳主编 . —北京：中医古籍出版社，2018.6
（讲好中医故事 / 阚湘苓，李淳主编）

ISBN 978-7-5152-1689-8

Ⅰ . ①出… Ⅱ . ①阚… ②李… Ⅲ . ①中国医药学—基本知识
Ⅳ . ① R2

中国版本图书馆 CIP 数据核字（2018）第 050395 号

责任编辑　孙志波
封面设计　宝蕾元
出版发行　中医古籍出版社
社　　址　北京市东城区东直门内南小街 16 号（100700）
电　　话　010-64089446（总编室）010-64002949（发行部）
网　　址　www.zhongyiguji.com.cn
印　　刷　中青印刷厂
开　　本　787 × 1092　1/16
印　　张　2.25
字　　数　27 千字
版　　次　2018 年 6 月第 1 版　2018 年 6 月第 1 次印刷
书　　号　ISBN 978-7-5152-1689-8
定　　价　29.80 元

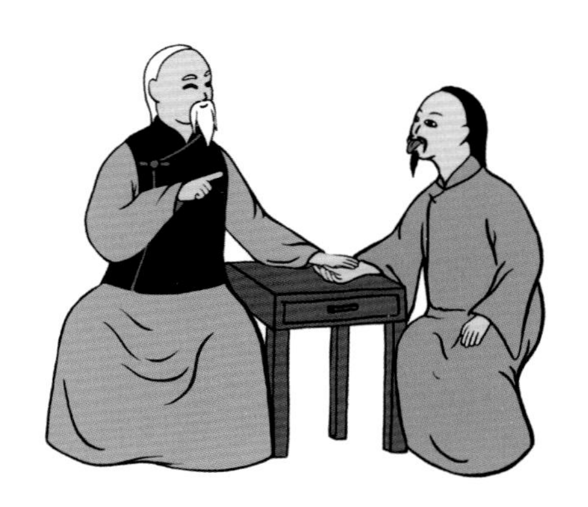